36 Recettes de Repas pour la prévention des calculs biliaires:

Gardez votre Corps sain et solide grâce à un régime approprié et des habitudes alimentaires intelligentes

Par

Joe Correa CSN

DROITS D'AUTEUR

Cette publication est conçue pour fournir des informations exactes et faisant autorité en ce qui concerne le sujet traité. Il est vendu dans la mesure où ni l'auteur ni l'éditeur ne sont engagés à donner des conseils médicaux. Si un conseil ou une assistance médicale est nécessaire, consultez un médecin. Ce livre est considéré comme un guide et ne doit pas être utilisé en aucune façon préjudiciable à votre santé. Consultez un médecin avant de commencer ce plan nutritionnel afin de vous assurer qu'il est bon pour vous.

REMERCIEMENTS

Ce livre est dédié à mes amis et à ma famille, qui ont eu des maladies bénignes ou graves, afin que vous puissiez trouver une solution et faire des changements nécessaires dans votre vie.

36 Recettes de Repas pour la prévention des calculs biliaires:

Gardez votre Corps sain et solide grâce à un régime approprié et des habitudes alimentaires intelligentes

Par

Joe Correa CSN

CONTENU

À PROPOS DE L'AUTEUR

Après plusieurs années de recherches, je crois fermement au pouvoir et aux bénéfices de la nutrition sur le corps et l'esprit. Mes connaissances et mon expérience m'ont permis de vivre plus sainement au fil des ans, des connaissances que j'ai fait partager avec ma famille et mes amis. Plus vous en connaitrez sur le sujet, et plus vous voudrez changer votre vie et avoir une vie plus saine avec des nouvelles habitudes de vie.

La nutrition est une clé majeure dans notre santé et la longévité alors commencez aujourd'hui. Le premier pas sera le plus important et le plus significatif.

INTRODUCTION

36 Recettes de Repas pour la prévention des calculs biliaires : Gardez votre Corps sain et solide grâce à un régime approprié et des habitudes alimentaires intelligentes
Par Joe Correa CSN

La vésicule biliaire est un petit sac situé juste en dessous du foie. Il stocke, concentre et sécrète la bile, elle-même essentielle dans la digestion des aliments gras. La bile contribue également à l'absorption des vitamines liposolubles comme les vitamines A, D, E et K à travers la paroi intestinale allant à la circulation sanguine, où elles peuvent être distribuées aux différentes parties du corps. Les calculs biliaires se développent lorsque la bile devient trop concentrée avec le cholestérol, ce qui forme des cristaux qui se transforment en pierres dures dans la vésicule biliaire.

Avoir une bile saine et un flux sain dans la bile est essentiel dans la prévention de la formation de calculs biliaires.

Un régime riche en gras, en cholestérol, en glucides raffinés, en gras saturés présents dans les viandes rouges ou dans les frites doit être évité, et il en est de même pour un régime pauvre en fibres. Afin que la bile soit en bonne santé, il faut un régime alimentaire riche en fruits, en légumes, en viandes maigres, en produits laitiers faibles en matières grasses et en aliments à grains entiers. Ces recettes équilibrées vous aideront à avoir une vésicule biliaire saine, alors commencez et essayez.

36 RECETTES DE REPAS POUR LA PREVENTION DES CALCULS BILIAIRES : GARDEZ VOTRE CORPS SAIN ET SOLIDE GRACE A UN REGIME APPROPRIE ET DES HABITUDES ALIMENTAIRES INTELLIGENTES

1. Porridge aux flocons d'avoine

Consommer des aliments riches en fibres permet de perdre du poids et de prévenir les calculs biliaires.

Ingrédients:

1 demi-tasse de riz (rouge ou sauvage)

160g d'avoine

¼ tasse d'orge perlée

4 tasses de lait d'amande

De la peau d'orange

1 barre de cannelle

¼ càc de sel

1 tasse de miel

3 càs de raisins secs

¼ tasse de noix concassées

¼ tasse d'abricots séchés

Préparation:

Faire tremper l'orge et le riz dans l'eau pendant une nuit. Mettre le riz, l'avoine et l'orge dans un cuiseur à riz. Ajouter l'écorce d'orange, le bâton de cannelle, le miel, le sel et 4 tasses de lait d'amande. Ajouter les fruits secs et les raisins secs.

Laisser cuire dans le cuiseur à riz pendant 50 à 55 minutes.

Servir dans un bol de service et ajouter les noix. Servir chaud.

Portion 263 g

Apport nutritionnel par portion:

Calories 673

Calories des graisses 381

Graisse totale 42,3 g

Graisse saturée 34,2 g

Cholestérol 0mg

Sodium 126mg

Potassium 619mg

Glucides totaux 76,7 g

Fibres alimentaires 7.1g

Sucres 55,8 g

Protéine 8.0g

Vitamine A 9% • Vitamine C 41% • Calcium 5% • Fer 22%

2.   Filet de porc et ses légumes

Le risque d'avoir des calculs biliaires est plus élevé chez les personnes qui consommant des aliments riches en graisses et en cholestérol. La consommation de viande maigre limite la quantité de gras saturés dans l'alimentation.

Ingrédients:

700g de filet de porc, sans graisse ni peau

1 càc de sel kacher

½ càc de poivre

2 càs d'huile d'olive extra vierge

1 càs de thym

1 tasse de carottes, épluchées et coupées en cubes

1 tasse de pommes de terre, épluchées et coupées en cubes

Préparation:

Préchauffer le four à 200°C.

Pour la marinade, mélanger le sel, le poivre et le thym. Arroser les filets d'huile d'olive et saupoudrer du mélange d'épices, jusqu'à qu'ils soient complètement recouvert d'épices.

Dans un moule mis dans le four, préchauffer l'huile d'olive et ajouter le porc. Laisser cuire pendant 6 minutes.
Arroser les légumes avec de l'huile et assaisonner. Ajouter les légumes au filet dans le four. Laisser cuire pendant 13 à 15 minutes. À mi-cuisson, retournez le filet. Couper le filet en rondelles et servir avec les légumes cuits au four.

Portion 317 g

Apport nutritionnel par portion:

Calories 377

Calories des graisses 73

Graisse totale 8.1g

Graisse saturée 2.8g

Gras trans 0 g

Cholestérol 166mg

Sodium 933mg

Potassium 1287mg

Glucides totaux 12,3 g

Fibre diététique 2.5g

Sucres 2,4 g

Protéine 60,6 g

Vitamine A 123% • Vitamine C 21% •Calcium 5% •Fer 23%

3. Yaourt pour le petit déjeuner

Un régime riche en matières grasses, comme les produits laitiers normaux doivent être évité. Manger des aliments riches en cholestérol ou en graisse peut augmenter le taux de cholestérol sanguin. Si la vésicule biliaire ne fait pas assez de bile pour dissoudre le cholestérol, ce cholestérol peut se former en calculs biliaires.

Ingrédients:

1 tasse de yaourt

1 càs de fraises

1 càs de mangue

1 demi-banane, découpée

1 càs de poires séchées, coupées en morceaux

2 càs de céréales

Préparation:

Mélanger tous les ingrédients dans un bol. Garder au frais. Déguster au petit déjeuner !

Portion 427g

Apport nutritionnel par portion:

Calories 449

Calories des graisses 41

Graisse totale 4.5g

Graisse saturée 2.8g

Cholestérol 15mg

Sodium 209mg

Potassium 1378mg

Glucides totaux 86,0 g

Fibres alimentaires 7.2g

Sucres 72,1 g

Protéine 17,7 g

Vitamine A 37% • Vitamine C 117% • Calcium 47% • Fer
8%

4.   Poisson cuit à la vapeur et brocolis

Consommer des aliments faibles en cholestérol et calories permet de réduire le risque d'apparition de calculs biliaires. Les légumes comme les brocolis, par exemple, sont riches en fibre, ce qui est essentiel pour prévenir les calculs biliaires.

Ingrédients:

450g de brocoli, lavés et coupés en petits morceaux

2 filets de vivaneau

1 càs de jus de citron

1 càs d'oignon vert

1 càc d'ail

1 càc de sel

1/8 càc de poivre

2 càs d'huile d'olive

Préparation:

Mettre le brocoli aux micro-ondes avec 3 cuillères à soupe d'eau. Couvrir avec un couvercle et faire cuire aux micro-ondes pendant 3 à 4 minutes. Assaisonner avec une pincée de sel et du poivre.
Frotter le filet de vivaneau avec de l'huile d'olive, de l'ail, du sel et du poivre. Arroser de jus de citron. Saupoudrer

d'oignon vert. Mettre aux micro-ondes, dans une assiette. Couvrir avec un couvercle et laisser cuire pendant 4 à 5 minutes, en fonction de l'épaisseur des filets.

Portion 252g

Apport nutritionnel par portion:

Calories 201

Calories des graisses 133

Graisse totale 14,8 g

Graisse saturée 2.0g

Gras trans 0.0g

Cholestérol 0mg

Sodium 1239mg

Potassium 737mg

Glucides totaux 15,9 g

Fibres alimentaires 6.1g

Sucres 4.0g

Protéine 6,5 g

Vitamine A 29% • Vitamine C 341% •% Calcium 11% • Fer 10%

5.   Salade de betteraves

Les betteraves renforcent les parois de la vessie et nettoient la vésicule biliaire. Elles nettoient également le côlon, le sang, et affine la consistance de la bile. Elles métabolisent les graisses et soulagent les symptômes d'une attaque de la vésicule biliaire.

Ingrédients:

4 betteraves, épluchées et râpées

1 grande pomme de terre cuite, épluchée et découpées en cubes

1 grande échalote découpée

1 càs de moutarde

1 càs d'huile d'olive extra vierge

1 càs de persil haché

Préparation:

Tout mélanger dans un bol, servir.

Portion : 200g

Apport nutritionnel par portion:

Calories 229

Calories des graisses 79

Graisse totale 8.8g

Graisse saturée 1,1 g

Cholestérol 0mg

Sodium 12mg

Potassium 825mg

Glucides totaux 34,3 g

Fibres alimentaires 4,9 g

Sucres 1,8 g

Protéine 5.2g

Vitamine A 3% • Vitamine C 65% •% Calcium 5% • Fer

12%

6.   Roulé classique aux légumes

Le concombre contient une grande quantité d'eau, qui est idéal pour purifier la vésicule biliaire. Les carottes sont riches en Vitamines C et en autres nutriments. Des recherches récentes ont montré que la vitamine C aide à convertir le cholestérol en acides biliaires, ce qui réduit la cristallisation du cholestérol ou la formation de calculs biliaires.

Ingrédients:

1 demi-tasse de concombres découpés en dés

1 tomate découpée

1 oignon découpé

1 carotte râpée

6 càs de yaourt grec faible en matières grasses

1 càs de moutarde de Dijon

2 tortillas au blé complet

Préparation:

Dans un bol, mélanger le yaourt et la moutarde. Tartiner les galettes de ce mélange. Ajouter tous les légumes et rouler les galettes.

Portion 228g

Apport nutritionnel par portion:

Calories 165

Calories des graisses 14

Graisse totale 1.5g

Gras trans 0.0g

Cholestérol 0mg

Sodium 245mg

Potassium 373mg

Glucides totaux 33,9 g

Fibres alimentaires 6.1g

Sucres 6.0g

Protéine 5.9g

Vitamine A 113% • Vitamine C 25% • Calcium 8% • Fer 9%

7. Haricots verts et champignon dans une sauce parfumée à l'ail et au citron

Les haricots verts contiennent une grande quantité de fibres, ce qui permet d'améliorer la santé intestinale, de prévenir les maladies cardiaques et certains cancers, de réguler la glycémie et de diminuer le taux de cholestérol dans le corps.

Ingrédients:

3 tasses d'haricots verts

2 càs d'ail

1 demi-tasse d'échalote, haché finement

1 demi-tasse de champignons, hachés finement

¼ tasse d'huile d'olive

2 càs de jus de citron

1/8 càc de sel

1/8 càc de poivre

Préparation:

Préchauffer de l'huile d'olive à feu moyen. Incorporer l'ail, les échalotes, les champignons et les haricots verts. Faire revenir pendant 3 minutes. Ajouter le jus de citron et assaisonner avec du sel et du poivre. Retirer du feu, servir dans une assiette et déguster!

Portion 292 g

Apport nutritionnel par portion:

Calories 332

Calories des graisses 231

Graisse totale 25.7g

Graisse saturée 3.8g

Cholestérol 0mg

Sodium 254mg

Potassium 575mg

Glucides totaux 26,7 g

Fibres alimentaires 6.6g

Sucres 4.0g

Protéine 5.2g

Vitamine A 32% • Vitamine C 66% • Calcium 9% • Fer 14%

8.   Poulet cuit et patates douces

Les patates douces contiennent des glucides et des fibres bons pour la santé. La fibre soluble présente dans les aliments tels que les patates douces ralentissent le passage des aliments dans les intestins, les aidants à se sentir plein plus longtemps. Elles contribuent également à abaisser le taux de cholestérol.

Ingrédients:

3 blancs de poulet

3 patates douces, lavées, frottés et séchées

3 càs d'huile d'olive

3 càs de crème aigre

2 càs d'oignon verts découpés

1 càs de sel

1 càc de poivre

Pour la marinade :

2 càs de vinaigre balsamique

3 càs d'origan

2 càs de moutarde de Dijon

¼ tasse d'échalote

¼ tasse d'huile d'olive

1/8 càc de sel

1/8 càc de poivre

Préparation:

Dans un bol avec couvercle, préparer la marinade en mélangeant le vinaigre balsamique, la moutarde de Dijon, les échalotes, l'huile d'olive, l'origan, le sel et le poivre. Tremper les blancs de poulet dans le bol. Bien mélanger. Couvrir et laisser mariner pendant la nuit. Préchauffer le four à 160°C. Graisser une plaque à pâtisserie avec de l'huile d'olive. Percer chaque pomme de terre avec une fourchette 8 fois. Placer le poulet mariné et les patates douces percées sur une plaque à pâtisserie. Laisser cuire au four pendant 30 minutes ou jusqu'à ce que le poulet soit bien cuit. Retirer le poulet du four et servir dans une assiette. Pendant ce temps, augmentez la température du four à 190°C. Continuer la cuisson de la pomme de terre au four pendant encore 10 à 15 minutes ou jusqu'à ce que les patates douces deviennent tendres. Retirer du four, couper en deux et couvrir de crème aigre. Assaisonner avec du sel et du poivre. Garnir d'oignons verts. Ajouter à l'assiette contenant le poulet.

Portion 135 g

Apport nutritionnel par portion:

Calories 488

Calories des graisses 462

Graisse totale 51.4g

Graisse saturée 9,2 g

Gras trans 0.0g

Cholestérol 8mg

Sodium 1503mg

Potassium 270mg

Glucides totaux 10,7 g

Fibres alimentaires 3.9g1

Sucres 0,7 g

Protéine 2.7g

Vitamine A 18% • Vitamine C 11% • Calcium 16% • Fer 22

9.   Poulet frit et combo

Le combo contient de la Vitamine C, de l'acide folique, du calcium et du potassium. C'est un légume fait en calories et qui contient beaucoup de fibres. Il permet également de diminuer le taux de cholestérol.

Ingrédients:

2 tasses de combo

1 tasse de blancs de poulet, découpés en cubes

¾ tasse de tomates

1/8 càc de poudre de curcuma

2 càs d'ail

1 càs d'huile d'olive

1/8 càc de sel

1/8 càc de poivre

Préparation:

Faire revenir l'ail dans de l'huile d'olive, à feu moyen. Incorporer les tomates et le gombo. Laisser cuire pendant environ 3 minutes. Ajouter le curcuma et le poulet et laisser cuire pendant 3 à 4 minutes. Assaisonner avec du sel et du poivre.

Portion 234 g

Apport nutritionnel par portion:

Calories 209

Calories des graisses 96

Graisse totale 10,7g16%

Graisse saturée 2.0g

Cholestérol 38mg

Sodium 197 mg

Potassium 625mg

Glucides totaux 13.0g

Fibres alimentaires 4.2g

Sucres 3.3g

Protéine 15,6 g

Vitamine A 26% • Vitamine C 58% • Calcium 18% • Fer 6%

10.   Avocat aux fraises

D'après le département médical de l'Université du
Maryland, les fruits frais sont des aliments qu'il faut
consommer énormément durant une attaque de la
vésicule biliaire. Les fruits contiennent des antioxydants,
ce qui peut aider à guérir la vésicule biliaire. Ils ne
contiennent également aucun de cholestérol et peu de
matières grasses qui sont faciles à digérer. Lorsque la
vésicule biliaire devient enflammée, irritée ou a des
calculs biliaires, digérer les aliments gras et le cholestérol
devient extrêmement difficile. En temps normal, la
vésicule biliaire aide le corps à digérer les graisses et le
cholestérol, mais quand elle éprouve des problèmes de
santé, elle ne peut pas fonctionner correctement.

Ingrédients:

1 tasse d'avocats, épluchés et découpés en gros morceaux

1 tasse de fraises découpées en deux

4 càs de yaourt faible en matières grasses

1 ½ tasse de lait d'amande

2 càs de jus de citron

¾ tasse de miel

Préparation:

Mettre tous les ingrédients dans un mixer. Mixer jusqu'à obtenir un mélange onctueux.

Portion 249g

Apport nutritionnel par portion:

Calories 499

Calories des graisses 260

Graisse totale 28,9 g

Graisse saturée 20,7 g

Gras trans 0.0g

Cholestérol 1mg

Sodium 31mg

Potassium 547mg

Glucides totaux 64.5g

Fibres alimentaires 5.3g

Sucres 58,4 g

Protéine 4.1g

Vitamine A 1% • Vitamine C 52% • Calcium 6% • Fer 12%

11.   Pâtes aux courgettes, tomate et ail

Les courgettes sont riches en vitamines C, la vitamine qui transforme le cholestérol en bile. C'est un légume très faible en calories, contenant 17 calories pour 100g de portion. Elle ne contient ni graisses saturées, ni cholestérol ; et sa peau contient une grande quantité de fibres. C'est un légume idéal pour perdre du poids et pour prévenir le calcul de la vésicule biliaire.

Ingrédients:

250g de capellini

900g de pâtes

2 càs d'ail écrasé

1 demi-tasse de courgettes, découpées en lamelles

1 càs d'huile d'olive

1 càs de basilic haché

1 càs de sauce tomate

1/8 càs de sel

1/8 càs de poivre

Préparation:

Couvrir la sauce tomate d'eau et porter à ébullition. Remuer avant qu'elle ne commence à bouillir. Laisser de côté. Cuire les pâtes dans une grande casserole d'eau bouillante salée jusqu'à ce qu'elles deviennent al dente. Dans une poêle, faire revenir l'ail et les courgettes dans l'huile d'olive à feu moyen. Incorporer la sauce tomate. Assaisonner avec du sel et du poivre. Réduire le feu et laisser mijoter jusqu'à ce que les pâtes soient prêtes. Garnir de basilic frais.

Mélangez les pâtes avec la sauce et servir dans une assiette.

Portion 207

Apport nutritionnel par portion:

Calories 572

Calories des graisses 60

Graisse totale 6,7 g

Gras saturés 0.9g

Cholestérol 138mg

Sodium 57mg

Potassium 403mg

Glucides totaux 105,2 g

Sucres 0,5g

Protéine 21,8 g

Vitamine A 3% • Vitamine C 5% • Calcium 4% • Fer 36%

12.   Saumon grillé

Des recherches ont montré que le saumon est riche en Oméga 3, ce qui permet de prévenir le calcul biliaire.

Ingrédients:

150g ou 200g de pavés de saumon

Pour la marine (8 personnes) :

2 càs d'ail

½ càc de sel

½ càc de poivre

¼ tasse de jus de citron

1 càs de thym

1 demi-tasse de miel

1 demi-tasse d'eau

¼ tasse d'huile d'olive

Préparation:

Dans un bol, mélanger l'ail, le sel, le poivre, le jus de citron frais, le thym, le miel, l'eau et l'huile d'olive. Verser la marinade dans un grand sac en plastique et placer les pavés de saumon à l'intérieur. Mettre au frais pendant au moins 2 heures. Allumer le gril. Brossez légèrement la grille avec de l'huile d'olive. Placez le saumon sur le gril.

Après 7 minutes, retourner le saumon et laisser cuire pendant encore 7 minutes. Servir dans une assiette avec un accompagnement et déguster!

Portion 270g

Apport nutritionnel par portion:

Calories 574

Calories des graisses 262

Graisse totale 29.1g

Graisse saturée 4.4g

Gras trans 0.0g

Cholestérol 25mg

Sodium 620mg

Potassium 352mg

Glucides totaux 74,5 g

Fibre diététique 1.1g

Sucres 70,3 g

Protéine 12,2 g

Vitamine A 2% • Vitamine C 30% • Calcium 7% • Fer 15%

13. Salade de raifort et poulet

Le raifort est connu pour éliminer naturellement les pierres de galle et ses sédiments. Il est également utilisé pour traiter l'infection urinaire et les calculs rénaux.

Ingrédients:

1 tasse de poulet cuit découpé

1 oignon haché finement

1 sachet de salade mesclun

1 càs d'huile d'olive

2 càs de raifort râpé

2 càs de crème aigre

2 càs de mayonnaise allégée

1 demi-tasse d'oignon vert, découpé

1 càc de vinaigre de cidre

1/8 càc de sel

1/8 càc de poivre

Préparation:

Pour la vinaigrette, mélanger l'huile d'olive, le raifort, la crème aigre, les oignons verts, le vinaigre de cidre, le sel et le poivre.

Dans un saladier, Mettre les oignons et le raifort. Arroser avec la vinaigrette et servir.

Portion 202 g

Apport nutritionnel par portion:

Calories 287

Calories des graisses 151

Total de matières grasses 16,8 g

Graisse saturée 3,9 g

Gras trans 0.0g

Cholestérol 63mg

Sodium 356mg

Potassium 339mg

Glucides totaux 12,8 g

Fibre alimentaire 2.4g

Sucres 5.1g

Protéine 22,1 g

Vitamine A 7% • Vitamine C 21% • Calcium 6% • Fer 7%

14. Sorbet à la fraise et au citron

La consommation de fruits et légumes qui contiennent de grandes quantités de fibres solubles dans l'eau aide à éliminer les toxines du corps. La fraise et le citron sont enrichis en vitamine C et en antioxydants qui peuvent aider à prévenir la formation de calculs biliaires.

Ingrédients:

3 tasses de fraises

1 tasse de miel

1 demi-tasse d'eau

1 tasse de jus de citron frais

3 càs de zeste de citron, râpé finement

1/8 càc de sel

Préparation:

Mixer les fraises, le jus de citron et le zeste de citron dans un mixeur. Ajouter petit à petit le miel, puis le sel. Mettre au frais. Verser le mélange dans une sorbetière. Congeler et servir.

Portion 294g

Apport nutritionnel par portion:

Calories 310

Calories des graisses 8

Total de matières grasses 0,8g1%

Cholestérol 0mg0%

Sodium 91mg4%

Potassium 299mg9%

Total des glucides 80.3g27%

Fibres alimentaires 2.9g11%

Sucres 76,4 g

Protéine 1,6 g

Vitamine A 1% • Vitamine C 162% • Calcium 3% • Fer 5%

Protéine 4.0g

Vitamine A 8% • Vitamine C 7% • Calcium 3% • Fer 12%

15. Poulet au barbecue et à la compote de pomme

Des études ont montré que la pectine contenue dans la pomme stoppe la formation de calculs biliaire et les dissous.

Ingrédients:

4 blancs de poulet

½ càc de poivre

1 càs d'huile d'olive

2/3 tasse de compote de pomme

2/3 tasse de sauce barbecue

2 càs de miel

Préparation:

Poivrer le poulet. Dans une poêle chauffée à feu moyen, faire dorer le poulet dans l'huile d'olive. Dans un petit bol, mélanger tous les ingrédients restants. Verser ce mélange sur le poulet. Couvrir et poursuivre la cuisson pendant 8 minutes. Servir dans une assiette et déguster !

Portion 149 g

Apport nutritionnel par portion:

Calories 267

Calories des graisses 65

Total de matières grasses 7,3 g

Graisse saturée 1.0g

Gras trans 0.0g

Cholestérol 0mg

Sodium 934mg

Potassium 214mg

Glucides totaux 51,9 g

Fibre alimentaire 1.0g

Sucres 42,6 g

Protéine 0,1 g

Vitamine A 4% • Vitamine C 2% • Calcium 1% • Fer 2%

16.   Poulet grillé au thym

Le vinaigre de cidre stoppe le foie de créer du cholestérol en raison de sa nature acide. Il est utilisé pour dissoudre les calculs biliaires et soulage les douleurs causées par celles-ci.

Ingrédients:

350g de blancs de poulet, coupé en papillon

1 tasse de vinaigre de cidre

3 càs de thym

1 càs de sel de mer

1 càs de poivre

Préparation:

Dans un récipient avec couvercle, mélanger le vinaigre de cidre, le thym, le sel marin et le poivre. Placer les tranches de poulet dans celui-ci, bien mélanger. Sceller avec le couvercle et mettre au frais pendant 20 minutes. Placez le poulet sur le gril chauffé. Tourner le poulet toutes les 5 minutes. Le poulet est cuit lorsque le jus s'en dégage. Portion 206 g

Apport nutritionnel par portion:

Calories 225

Calories des graisses 72

Graisse totale 8.0g

Graisse saturée 2,2 g

Gras trans 0.0g

Cholestérol 88mg

Sodium 1966mg

Potassium 403mg

Glucides totaux 3,8 g

Fibre diététique 1.6g

Protéine 29,7 g

Vitamine A 3% • Vitamine C 3% • Calcium 23% • Fer 24%

17.   Pâtes à l'ail

L'ail diminue la concentration de cholestérol dans la bile, ce qui empêche la formation de calculs biliaires. Il est également utilisé pour la désintoxication du foie, grâce du soufre qu'il contient.

Ingrédients:

200g de pâtes aux légumes

¾ tasse d'huile d'olive extra vierge

¾ tasse d'ail écrasé

¾ tasse de persil

1 tasse de champignons, coupés en deux

Préparation:

Cuire les pâtes en suivant les instructions de l'emballage. Dans une poêle, chauffer l'huile extra vierge à feu moyen. Faire revenir l'ail, puis ajouter le persil et les champignons. Réduire à feu doux et laisser mijoter pendant deux minutes tout en remuant. Ajouter les pâtes cuites dans la poêle.
Portion 109 g

Apport nutritionnel par portion:

Calories 92

Calories des graisses 5

Graisse totale 0.5g

Cholestérol 0mg

Sodium 23mg

Potassium 440mg

Glucides totaux 19,4 g

Fibre alimentaire 2.2g

Sucres 1.3g

Protéine 5.0g

Vitamine A 38% • Vitamine C 78% • Calcium 12% • Fer 18%

18. Salade aux crevettes et oignon

Les oignons sont une bonne source de vitamine C en raison des phyto-chimiques qu'ils contiennent. C'est également un légume riche en fibres alimentaires. Des études montrent que l'oignon réduit l'incidence des calculs biliaires de cholestérol et aide à réduire les calculs biliaires existants en réduisant la concentration de cholestérol dans la bile.

Ingrédients:

1 oignon rouge haché finement

1 demi-tasse de vinaigre de cidre

1 demi-tasse de miel

1/8 càc de sel

1/8 càc de poivre

300g de crevettes, cuites à la vapeur

1 sachet de salade mesclun

Préparation:

Pour la vinaigrette, mélanger dans un bol les oignons rouges, le vinaigre de cidre, le miel, le sel et le poivre.

Mettre la salade et les crevettes dans un saladier. Arroser de vinaigrette et déguster !

Portion 324g

Apport nutritionnel par portion:

Calories 314

Calories des graisses 16

Graisse totale 1,7 g

Graisse saturée 0.5g

Gras trans 0.0g

Cholestérol 211mg

Sodium 347mg

Potassium 283mg

Glucides totaux 51,9 g

Fibres alimentaires 0.9g

Sucres 48,1 g

Protéine 23,4 g

Vitamine A 6% • Vitamine C 5% • Calcium 11% • Fer 4%

19.   Artichauts et échalotes

Les artichauts sont connus pour prévenir les calculs biliaires en augmentant la cynarin, une substance qui augmente la production de bile et qui, à son tour, dissout le cholestérol dans la bile.

Ingrédients:

250g d'artichauts congelés, rincés

1 tasse d'échalote

250g de blancs de poulet

3 càs d'huile d'olive

1/8 càc de poivre

4 càs d'huile d'olive

1 càs de jus de citron

Préparation:

Dans une poêle, à feu moyen, verser l'huile d'olive et faire revenir les échalotes. Ajouter ensuite le poulet et laisser cuire pendant environ 5 minutes de chaque côté. Ajouter les artichauts et les feuilles de laurier. Remuer pendant une minute, ajouter le jus de citron et assaisonner avec du sel et du poivre.
Portion 258 g

Apport nutritionnel par portion:

Calories 517

Calories des graisses 351

Graisse totale 39.0g

Graisse saturée 6.4g

Cholestérol 74mg

Sodium 158mg

Potassium 699mg

Glucides totaux 18,0 g

Fibre diététique 4.6g

Sucres 0.9g

Protéine 28,2 g

Vitamine A 14% • Vitamine C 25% • Calcium 7% • Fer 15%

20.   Pavés aux mûres

Les mûres sont riches en fibres solubles dans l'eau, qui aident à la digestion et diminuent les niveaux de cholestérol. Cela aide à prévenir la formation de calculs biliaires.

Ingrédients:

1 demi-tasse d'huile d'olive

1 tasse de miel

1 tasse de farine

1 tasse de lait d'amande

2 tasses de mûres fraîches

Préparation:

Préchauffer le four à 160°C. Graisser un moule avec l'huile d'olive.

À l'aide d'un robot, mélanger la farine, le miel, l'huile d'olive et le lait. Verser le mélange dans le moule. Ajouter les mûres sur la pâte.

Laisser cuire pendant une heure ou jusqu'à ce que la pâte soit dorée. Refroidir et servir.

Portion 157 g

Apport nutritionnel par portion:

Calories 432

Calories des graisses 207

Graisse totale 22,9 g

Graisse saturée 9,3 g

Cholestérol 0mg

Sodium 8mg

Potassium 201 mg

Glucides totaux 59,4 g

Fibres alimentaires 3.5g

Sucres 43,0 g

Protéine 3.4g

Vitamine A 2% • Vitamine C 16% • Calcium 2% • Fer 10%

21. Soupe froide et crémeuse à la papaye

La papaye est connue pour améliorer la digestion, grâce à sa teneur importante en eau, en enzymes et en fibres solubles. De plus, ses racines sont bénéfiques dans le traitement des calculs biliaires.

Ingrédients:

1 papaye découpée en morceaux

2 càs de jus de citron vert frais

1 càs de miel

1 tasse de jus de pomme

Préparation:

Dans un mixeur, écraser la papaye jusqu'à avoir une pâte lisse. Dans un bol, mélanger le jus de citron vert et le jus de pomme. Mettre au frais. Servir.

Portion 425g

Apport nutritionnel par portion:

Calories 311

Calories des graisses 11

Graisse totale 1.2g

Cholestérol 0mg

Sodium 37mg

Potassium 834mg

Glucides totaux 79.4g

Fibres alimentaires 6.0g

Sucres 65,8 g

Protéine 1,8 g

Vitamine A 61% • Vitamine C 322% • Calcium 9% • Fer 6%

22. Smoothie à la mangue et à la poire

Une mangue contient la moitié de l'apport quotidien recommandé en vitamine C, indispensable pour prévenir la formation de calculs biliaires. Les poires contiennent de la pectine, qui aide à retirer le cholestérol des calculs biliaires.

Ingrédients:

3 poires

2 mangues découpées en cubes

Préparation:

Mixer les fruits dans un mixeur. Verser dans des verres et déguster !

Portion 276g

Apport nutritionnel par portion:

Calories 255

Calories des graisses 10

Graisse totale 1.2g

Cholestérol 0mg

Sodium 5mg

Potassium 618mg

Glucides totaux 65,2 g

Fibres alimentaires 9.8g

Sucres 51,0 g

Protéine 2.6g

Vitamine A 22% • Vitamine C 79% • Calcium 3% • Fer 3%

23.   Lin et vinaigre de jus de citron

Les graines de lin et le jus de citron sont une combinaison parfaite pour vaincre les calculs biliaires. La teneur en fibres solubles des graines de lin retient le cholestérol et la graisse, ce qui le rend non absorbable par le corps. Les lignanes de lin contiennent une grande quantité de fibres et sont enrichis en antioxydants. La pectine dans le citron aide à se débarrasser des calculs biliaires.

Ingrédients:

1 demi-tasse de concombre découpé

1 tasse de pommes découpées

1 demi-tasse de fraises

1 tasse d'épinard

1 demi-tasse de jus de citron

2 càs de miel

1 càs de graines de lin

1 tasse d'eau

De la glace

Préparation:

Mixer tous les ingrédients ensemble. Déguster !

Apport nutritionnel par portion:

Calories 174

Calories des graisses 18

Graisse totale 2.0g

Graisse saturée 0.7g

Gras trans 0.0g

Cholestérol 0mg

Sodium 28mg

Potassium 411mg

Glucides totaux 39,2 g

Fibres alimentaires 5.1g

Sucres 32,4 g

Protéine 2.3g

Vitamine A 29% • Vitamine C 105% • Calcium 3% • Fer 12%

24.   Pommes de terre cuites et vinaigrette au chanvre

Les acides gras omégas 3 sont bénéfiques pour la vessie, et pour la prévention de la formation de calculs biliaires. Ils doivent donc être consommés.

Ingrédients:

2 pommes de terre rincées

1 tasse d'eau

2 càs de yaourt faible en matières grasses

1 tasse de graines de chanvre

½ càs d'oignon écrasé

½ càs d'ail écrasé

1 càs de vinaigre de cidre

1 càs d'aneth frais

2 càs de ciboulette

1/8 càc de sel

Préparation:

Percer les pommes de terre avec une fourchette.

Cuire les pommes de terre au four à 200°C pendant 45 à 60 minutes.

Pour la vinaigrette, mélanger le reste des ingrédients dans un mixeur, sauf la ciboulette et le chanvre.

Verser la vinaigrette sur les pommes de terre cuites. Garnir de ciboulette et de chanvre. Servir et déguster.

Portion 364g

Apport nutritionnel par portion:

Calories 168

Calories des graisses 5

Graisse totale 0.5g

Gras trans 0.0g

Cholestérol 1mg

Sodium 178mg

Potassium 982mg

Glucides totaux 36.5g

Fibre alimentaire 5.5g

Sucres 3.8g

Protéine 5.0g

Vitamine A 5% • Vitamine C 76% • Calcium 9% • Fer 11%

25.   Salade de betteraves et concombre

Les betteraves contiennent des propriétés anti-inflammatoires, antioxydantes et détoxifiantes bénéfiques pour la prévention des calculs biliaires. Elles favorisent l'écoulement sain de la bile. Le concombre offre une hydratation et la fibre qui aident à empêcher la formation de calculs biliaires.

Ingrédients:

4 betteraves découpées finement

¾ tasse de concombres découpés finement

6 échalotes, découpées

Un zeste de citron râpé

140g de fromage cottage faible en matières grasses

1 tasse de persil

¼ tasse de vinaigre de cidre

1 càs de miel

1 càc de graines de pavot

Du sel cascher

Du poivre moulu frais

Huile d'olive

Préparation:

Dans un saladier, mélanger les betteraves, les concombres, les oignons verts, le zeste de citron, le fromage et le persil. Ajouter le vinaigre de cidre, le miel et les graines de pavot. Assaisonner avec du sel et du poivre. Arroser d'huile d'olive. Mélanger la salade et déguster !

Portion 214g

Apport nutritionnel par portion:

Calories 116

Calories des graisses 14

Graisse totale 1.5g

Gras saturés 0.6g

Gras trans 0.0g

Cholestérol 3mg

Sodium 273mg

Potassium 531mg

Glucides totaux 19,2 g

Fibre diététique 3.3g

Sucres 13,5 g

Protéine 7,7 g

Vitamine A 31% • Vitamine C 47% • Calcium 9% • Fer 13%

26. Smoothie au céleri et cresson

Le cresson est riche en Vitamines C. Les indiens utilisaient autrefois le cresson pour dissoudre les calculs biliaires.

Ingrédients:

1 tasse de cresson

1 tasse de céleris découpés en morceaux

1 tasse de lait d'amande

1 càs de miel

2 glaçons

Préparation:

Mixer tous les ingrédients. Déguster !

Portion 131g

Apport nutritionnel par portion:

Calories 308

Calories des graisses 257

Graisse totale 28,6 g

Graisse saturée 25,4 g

Cholestérol 0mg

Sodium 18mg

Potassium 321mg

Glucides totaux 15,3 g

Fibres alimentaires 2.7g

Sucres 12,6 g

Protéine 2.8g

Vitamine A 0% • Vitamine C 6% • Calcium 2% • Fer 11%

27.   Smoothie à l'orange et au pissenlit

Les pissenlits sont riches en calcium, en fer, et en vitamines A et C. Ils stimulent un bon flux de bile purifiant le sang. Ils sont également utilisés pour nettoyer le foie.

Ingrédients:

1 tasse de pissenlit

1 orange épluchée

1 tasse de yaourt à la fraise

2 glaçons

Préparation:

Mixer tous les ingrédients. Bien mélanger et déguster !

Portion 429g

Apport nutritionnel par portion:

Calories 329

Calories des graisses 27

Total des graisses 3.0g

Graisse saturée 1,9 g

Cholestérol 12mg

Sodium 130mg

Potassium 767mg

Glucides totaux 67,3 g

Fibres alimentaires 4.4g

Sucres 62,9 g

Protéine 11,5 g

Vitamine A 10% • Vitamine C 166% • Calcium 41% • Fer 2%

28. Sandwich à la betterave

Les feuilles de betteraves sont riches en calcium, en fer, en magnésium, en vitamine C, en manganèse, et en autres vitamines qui stimulent l'écoulement sain de bile. La bétaïne contenue dans les betteraves rend ce légume excellent pour la désintoxication du foie.

Ingrédients:

2 tranches de pain complet

1 càc d'ail écrasé

85g de ricotta

1 poignée de feuilles de betterave découpée

½ càc d'huile d'olive extra vierge

1 tasse de betteraves découpées en lamelles

Préparation:

Frotter la surface du pain avec l'ail. Étaler le fromage ricotta sur le pain. Poser alternativement les feuilles de betteraves, les betteraves et le fromage. Arroser d'huile d'olive. Faire griller dans le grille-pain pendant 3 à 4 minutes ou jusqu'à ce que le fromage ait fondu. Servir et déguster!

Apport nutritionnel par portion:

Calories 297

Calories des graisses 79

Graisse totale 8.8g

Gras saturés 4.6g

Graisse trans 0.5g

Cholestérol 26mg

Sodium 437mg

Potassium 516mg

Glucides totaux 36,9 g

Fibres alimentaires 5.6g

Sucres 10,2 g

Protéine 18,5 g

Vitamine A 7% • Vitamine C 7% • Calcium 31% • Fer 14%

29. Salade verte assortie italienne

Un régime riche en légumes verts est indispensable dans le traitement et la prévention des calculs biliaires grâce de sa teneur en fibres alimentaires. Un régime faible en calories est idéal pour atteindre un poids corporel sain essentiel dans la gestion des symptômes de la vésicule biliaire.

Ingrédients:

1 sachet de salade verte assortie

½ tasse d'huile d'olive extra vierge

2 càs de vinaigre de cidre

2 càs de jus de citron

2 càs de persil frais haché

1 càs d'ail écrasé

1 càc d'origan frais, haché finement

1 càc de marjolaine fraîche hachée finement

1 càs de miel

1/8 càc de sel

1/8 càc de poivre

Préparation:

Mélanger tous les ingrédients dans un saladier. Ajouter les légumes. Mélanger et déguster !

Portion 104g

Apport nutritionnel par portion:

Calories 482

Calories des graisses 456

Graisse totale 50.7g

Graisse saturée 7,3 g

Gras trans 0.0g

Cholestérol 0mg

Sodium 155mg

Potassium 92mg

Glucides totaux 11.5g

Fibre alimentaire 0.8g

Sucres 9,1 g

Protéine 0,7 g

Vitamine A 8% • Vitamine C 23% • Calcium 3% • Fer 6%

30.   Muffin à fraise allégé

Les fraises sont riches en antioxydants, en manganèse, en fibre diététique et en vitamines C, des éléments tous bénéfiques pour les calculs biliaires.

Ingrédients:

1 ½ tasses de farine

1 demi-tasse de miel

2 ½ càc de levure chimique

1 càc de cannelle moulue

¼ càc de sel

2/3 tasse de yaourt faible en matières grasses

¼ tasse d'huile d'olive

3 càs de lait tiède

1 gros œuf battu

¼ tasse de confiture à la fraise

½ càc de cannelle moulue

Préparation:

Préchauffer le four à 180°C. Mettre du papier cuisson dans les moules à muffins. Graisser d'huile d'olive.
Dans un grand bol, mélanger la farine, le miel, la levure

chimique, la cannelle moulue et le sel. Bien mélanger à l'aide d'un fouet. Faire un puits au centre du mélange. Mélanger le yaourt, l'huile d'olive, le lait écrémé et l'œuf dans un bol. Bien mélanger. Ajouter le mélange de yaourt au mélange de farine. Remuer. Verser une cuillère à soupe de pâte dans chaque moule. Ajouter une cuillère à café de confiture de fraise sur le dessus, puis couvrir avec la pâte restante. Saupoudrer de cannelle sur la pâte. Cuire au four pendant 15 minutes. Refroidir et servir.

Portion 129g

Apport nutritionnel par portion:

Calories 409

Calories des graisses 103

Graisse totale 11.5g

Graisse saturée 1,8 g

Gras trans 0.0g

Cholestérol 37mg

Sodium 140mg

Potassium 341mg

Glucides totaux 73,7 g

Fibre diététique 1.5g

Sucres 28,5 g

Protéine 5.6g

Vitamine A 1% • Vitamine C 0% • Calcium 14% • Fer 13%

31. Smoothie nettoyant la vessie

Les oranges contiennent de la pectine qui fournit une grande quantité de fibres alimentaires. Elles contiennent également de la vitamine C, qui empêche la formation de calculs biliaires.

Ingrédients:

3 oranges découpées

1 tasse de raisins frais découpés

3 càs de sel d'Epsom

1 demi-tasse d'huile d'olive

3 glaçons

Préparation:

Mixer tous les ingrédients. Servir frais, consommer le soir avant de dormir.

Portion 338g

Apport nutritionnel par portion:

Calories 938

Calories des graisses 909

Total des graisses 101.0g

Graisse saturée 14,4 g

Cholestérol 0mg

Sodium 0mg

Potassium 320mg

Glucides totaux 18,6 g

Fibre diététique 2.5g

Sucres 16,1 g

Protéine 1,4 g

Vitamine A 43% • Vitamine C 132% • Calcium 3% • Fer 1%

32. Smoothie nettoyant la vessie à la pomme et au citron

La pomme contient de la pectine qui est très riche en fibres alimentaires et qui aide à réduire le cholestérol en réduisant la quantité absorbée dans les intestins. Elle est extrêmement riche en antioxydants et en flavonoïdes importants.

Ingrédients:

3 tasses de pommes découpées

3/5 tasse de jus de citron

1 tasse de yaourt faible en matières grasses

1 demi-tasse d'huile d'olive

1 càs de miel

Préparation:

Mixer tous les ingrédients ensemble et servir frais.

Portion 225g

Apport nutritionnel par portion:

Calories 483

Calories des graisses 315

Graisse totale 35.0g

Graisse saturée 5.6g

Gras trans 0.0g

Cholestérol 5mg

Sodium 59mg

Potassium 433mg

Glucides totaux 42,3 g

Fibres alimentaires 5.4g

Sucres 34,7 g

Protéine 5.3g

Vitamine A 1% • Vitamine C 29% • Calcium 15% • Fer 6%

33.   Milkshake à la fraise et au pamplemousse

Le pamplemousse est utilisé pour nettoyer la vésicule biliaire, car il contient de la limonoïde, une substance qui dissout les calculs biliaires. Les calculs biliaires augmentent l'excrétion de calcium et aident à prévenir la formation de calculs biliaires.

Ingrédients:

1 tasse de pamplemousse

1 tasse de fraises découpées

1 tasse de yaourt faible en matières grasses

1 càs de miel

3 glaçons

Préparation:

Mixer tous les ingrédients et déguster !

Portion 320g

Apport nutritionnel par portion:

Calories 179

Calories des graisses 17

Graisse totale 1,8 g

Graisse saturée 1.2g

Cholestérol 7mg

Sodium 87mg

Potassium 562mg

Glucides totaux 32,1 g

Fibres alimentaires 2.7g

Sucres 28,8 g

Protéine 8,2 g

Vitamine A 23% • Vitamine C 138% • Calcium 25% • Fer 3%

34.   Pain toasté et artichaut

Les artichauts sont utilisés depuis les temps anciens pour l'indigestion. Ils ont un puissant antioxydant et hypolipidémiants. Ils favorisent également l'écoulement sain de la bile.

Ingrédients:

1 sachet de chips pita

2 càs d'ail écrasé

2 càs d'oignons verts écrasés

1 tasse d'avocat écrasée

2 càs de fromage à la crème allégé en matières grasses

1 demi-tasse de ricotta

1 boîte de cœurs d'artichaut, coupés en morceaux

1 sachet d'épinards haché finement

1/8 sel

1/8 poivre

½ càs d'huile d'olive

Préparation:

Préchauffer le four à 160°C.

Graisser le moule avec de l'huile d'olive.

Mélanger l'avocat, le fromage à la crème et le fromage ricotta. Ajouter les ingrédients restants à l'exception des pitas chips. Verser le mélange dans le moule. Cuire le plat pendant 30 minutes ou jusqu'à ce que le dessus soit doré. Servir avec des chips pita et déguster!

Portion 305g

Apport nutritionnel par portion:

Calories 347

Calories des graisses 241

Graisse totale 26.7g

Graisse saturée 8,8 g

Gras trans 0.0g

Cholestérol 30mg

Sodium 238mg

Potassium 1286mg

Glucides totaux 18,1 g

Fibres alimentaires 8.3g

Sucres 1,4 g

Protéine 13,9 g

Vitamine A 277% • Vitamine C 85% • Calcium 35% • Fer 27%

35. Sandwich au pesto et au persil

Les amandes sont une source de magnésium et de calcium qui aident à prévenir la formation de calculs biliaires en liant les acides biliaires dans les intestins. Elles aident également à baisser les niveaux de cholestérol et ont d'excellents effets antioxydants.

Ingrédients:

2 tranches de pain au blé complet

1 demi-tasse d'amandes blanchies

1 tasse de persil frais

2 càs d'ail

1/8 càc de sel

1 demi-tasse de ricotta

1 tasse d'huile d'olive

Préparation:

Mixer tous les ingrédients.

Tartiner les tranches de pain de ce mélange et déguster !

Portion 211g

Apport nutritionnel par portion:

Calories 878

Calories des graisses 724

Graisse totale 80.5g

Graisse saturée 12,7 g

Graisse trans 0.5g

Cholestérol 13mg

Sodium 425mg

Potassium 440mg

Glucides totaux 31,8 g

Fibres alimentaires 6.6g26%

Sucres 4.1g

Protéine 16,3 g

Vitamine A 37% • Vitamine C 47% • Calcium 25% • Fer 19%

36.   Pâte à tartiner à la goyave

Les goyaves sont riches en vitamines A et C. La vitamine C est indispensable dans la conversion du cholestérol en acides biliaires. Une goyave contient 4 fois plus de vitamine C qu'une orange de taille moyenne.

Ingrédients:

8 tasses de goyave, lavées, épluchées, découpées en morceaux et écrasées

1 sachet de poudre de pectine MCP

4 tasses de miel

¼ tasse de jus de citron

½ càc d'huile d'olive

Préparation:

Dans une grande casserole, placer les goyaves à feu moyen, puis ajouter le miel, le jus de citron et l'huile d'olive. Incorporer délicatement les ingrédients. Faire bouillir le mélange et remuer constamment pour éviter de brûler les fruits. Laissez mijoter le mélange de fruits pendant 5 à 20 minutes jusqu'à ce qu'il atteigne une consistance épaisse semblable à un sirop. Retirer du feu. Retirez toute mousse ou bulles qui sont sur la surface. Verser dans un bocal bien nettoyé et scellé puis Mettre au frais. Une fois refroidi, ramasser une cuillerée de cette confiture et étendre sur le sandwich. Déguster!

Portion 274 g

Apport nutritionnel par portion:

Calories 505

Calories des graisses 14

Graisse totale 1.5g

Cholestérol 0mg

Sodium 9mg

Potassium 629mg

Glucides totaux 130,8 g

Fibres alimentaires 7.4g

Sucres 123,2 g

Protéine 3,8 g

Vitamine A 16% • Vitamine C 508% • Calcium 3% • Fer 5%

LES AUTRES OUVRAGES DE CET AUTEUR

70 recettes de plat pour prévenir et éliminer le surpoids : Perdez vite du poids grâce à des régimes amaigrissants et une nutrition intelligente

Par

Joe Correa CSN

48 recettes pour lutter contre les problèmes d'acné : La cure qui permet d'éliminer les problèmes d'acné en moins de 10 jours !

Par

Joe Correa CSN

41 recettes pour prévenir la maladie d'Alzheimer : Diminuer ou éliminer vos symptômes d'Alzheimer en à peine 30 jours !

Par

Joe Correa CSN

70 recettes de plats efficaces contre le cancer du sein : Prévenir et lutter contre le cancer du sein avec une nutrition intelligente et des aliments puissants

Par

Joe Correa CSN

www.ingramcontent.com/pod-product-compliance
Lightning Source LLC
Chambersburg PA
CBHW051036030426
42336CB00015B/2902